AF459464

DE LA
VALEUR SÉMÉIOLOGIQUE
DE LA
ROUGEUR DE L'ŒIL

PAR

Abel THOMAS,

Docteur en médecine de la Faculté de Paris.

PARIS

A. PARENT, IMPRIMEUR DE LA FACULTE DE MÉDECINE

RUE MONSIEUR-LE-PRINCE 29 ET 31

1876

DE LA VALEUR SÉMÉIOLOGIQUE

DE

LA ROUGEUR DE L'ŒIL

AVANT-PROPOS.

Tous les moyens employés en médecine pour arriver à un diagnostic certain doivent être considérés comme légitimes; en particulier pour les maladies des yeux, la magnifique découverte de l'ophthalmoscope a laissé un peu dans l'ombre, et à tort, les seules ressources qu'employaient ceux qui nous ont précédés, et ces ressources sont véritablement précieuses.

N'oublions pas qu'en médecine générale, qu'en chirurgie, l'attitude d'un malade, le facies, la position d'un membre blessé, etc., sont précis comme moyen de diagnostic. Il en a toujours été ainsi pour les maladies des yeux. Ne savons-nous pas déjà que l'amaurotique marche la tête fortement renversée en arrière, les pupilles largement dilatées et les paupières, cet iris extérieur, largement ouvertes, tandis que le cataracté, par exemple, marche la tête baissée, les sourcils froncés, et de lui-même, et à son insu, provoque la dilatation des pupilles pour un tout autre motif facile à comprendre.

Ces symptômes, d'ailleurs très-connus, nous servent encore aujourd'hui, et si nous voulons voir, examiner de plus près avec attention les nombreux symptômes de même ordre que toutes les maladies externes de l'œil peuvent présenter, nous en arriverons à conclure que les différentes *rougeurs*, ou *manières d'être rouge* des organes oculaires externes, ainsi que les attitudes particulières, ont une importance capitale, comme premier élément de certitude dans le diagnostic, et déjà sans parler des rougeurs, sans nous occuper de la vascularisation d'une conjonctive, d'une cornée, combien de maladies graves, même d'origine constitutionnelle, nesont-elles pas reconnaissables par l'attitude du malade. Nous voulons parler des paralysies des muscles de l'œil.

Nous tenons beaucoup à établir d'une manière absolue que l'ancienne nomenclature qui a aujourd'hui encore quelque peu cours dans la science : conjonctivite, blépharite, kératite, kérato-conjonctivite, etc., doit être respectée à la manière de l'alchimie, car de nos jours les affections de la peau, les maladies du foie, du cœur, etc., de même que les maladies des yeux, ont été suffisamment étudiées, l'anatomie et la physiologie aidant, pour être classées et pour avoir l'honneur d'un adjectif qualificatif ajouté au substantif.

Le vieux mot kératite, conjonctivite, iritis indique bien la membrane de l'œil atteinte, mais ne précise ni le point réellement malade ni la cause.

Une maladie de la conjonctive, soit conjonctivite, peut siéger près de la cornée ou bien dans les culs-de-sac conjonctivaux, la maladie peut être palpébrale ou bulbaire; pour la cornée la lésion peut être en avant de la membrane élastique de Bowman, mais aussi elle peut siéger en arrière, dans les parties profondes. Les causes peuvent être d'essence générale ou d'essence locale, strumeuses, syphilitiques, goutteuses, rhumatismales, ou bien traumatiques, virulentes, etc.

Donnerons-nous indifféremment le même nom de conjonctivite, de kératite, de kérato-conjonctivite à toutes ces maladies de causes si différentes ?

D'autre part, la circulation de l'œil, artérielle et veineuse, sait se diviser quelquefois, se multiplier suivant les besoins et se localiser non à des membranes, mais bien aux différents éléments qui peuvent les constituer. Ainsi, il est incontestable en pathologie et en anatomie, que l'anneau conjonctival périkératique est indépendant de la circulation propre, réservée aux parties profondes de la cornée. Il est certain que, dans le premier cas, les phénomènes inflammatoires sont superficiels et peu redoutables; tandis que dans le second les maladies sont lentes, graves et échappent aux moyens directs.

Il y aussi un fait particulier : c'est que les maladies constitutionnelles ont toujours pour théâtre les parties de l'œil dont la circulation est à la fois artérielle, veineuse et lymphatique, tandis que les altérations de hasard, passagères ou virulentes, n'intéressent que les organes externes.

Partant de cette idée générale qu'il faut préciser, se renseigner par tous les moyens en notre pouvoir d'observateur, nous estimons qu'il faut nous attacher à la valeur réelle, que les symptômes extérieurs peuvent nous donner. Notre but est de bien établir que dans les maladies des yeux, organes si faciles à observer, si étudiées par les anciens, « cet organe si expressif qui fait voir l'âme comme dit l'auteur », il faut voir, apprendre à voir, et que de là ressort presque toujours une ferme conviction dans le diagnostic, sans interroger, sans parler.

Nous ne sommes pas les premiers qui nous occupions de la disposition des vaisseaux et qui y attachions une importance considérable. Ainsi, Mackensie s'exprime de la manière suivante :

La disposition des vaisseaux sanguins externes se présente sous quatre formes bien déterminées, savoir : la *réticulée*, la *zonulaire*, la *fasciculaire* et la *variqueuse*.

1° Le réseau que l'on observe dans la première de ce dispositions est situé dans la conjonctive ; les vaisseaux qui le constituent sont comparativement volumineux et tortueux ; ils s'anastomosent largement entre eux et on peut les faire mouvoir en comprimant les paupières avec le doigt ou en les tiraillant. Ces vaisseaux siégent dans le réseau conjonctival superficiel, qui provient des artères lacrymale et palpébrale, branches de l'ophthalmique, leur disposition caractérise la conjonctivite puro-muqueuse.

2° Dans l'inflammation *zonulaire*, les vaisseaux sont petits et minces comme des cheveux ; ils ne sont jamais très-tortueux mais se portent en rayonnant vers la cornée ; ils ne forment point un réseau, mais une sorte de halo par-dessus lequel on peut faire glisser facilement la conjonctive. Cette disposition siége dans les couches pro-ondes de la conjonctive ou dans le réseau vasculaire de la sclérotique, formé par les artères musculaires de l'œil et les ciliaires antérieures, branches de l'artère ophthalmique ; elle indique la sclérotite et l'iritis.

3° Dans ces deux premiers arrangements, les vaisseaux dilatés sont assez également répandus sur le globe de l'œil; mais dans la disposition *fasciculaire*, la rougeur n'occupe généralement qu'un seul côté de l'œil, et ne consiste souvent que dans quelques vaisseaux qui se portent vers la cornée et viennent se terminer à une phlycténule ou à une aphthe. Cette disposition appartient aux diverses variétés de la conjonctivite éruptive.

La forme *variqueuse* est constituée par de gros vaisseaux tortueux, qui proviennent de ceux qui se distribuent aux muscles droits; on la rencontre surtout dans la forme chronique de l'ophthalmie arthritique et de quelques autres ophthalmies internes. Les vaisseaux dont nous parlons sont des branches de l'un des sept troncs vasculaires que l'on voit dans tous les yeux s'avancer vers la cornée ; l'un d'eux provient du droit externe; deux autres émanent de chacun des autres muscles droits.

Ces quatre formes d'arrangement des vaisseaux sont: en général, parfaitement distinctes, mais dans quelques cas elles sont combinées. Elles peuvent être rendues confuses par ce qu'on appelle le *chémosis*, qui n'est qu'un œdème inflammatoire du tissu cellulaire sous-conjonctival. Lorsqu'il y a chémosis on ne peut plus distinguer aucun arrangement des vaisseaux.

Dans la période aiguë des ophthalmies, ce sont surtout les artères qui sont gorgées de sang; c'est pourquoi les vaisseaux sont d'un rouge vif. A la période de chronicité, les veines se dilatent à leur tour et la teinte devient livide.

Contrairement à l'usage, au lieu de donner des preuves, c'est-à-dire fournir des observations qui prouveront ou pourraient prouver que notre travail est sérieux, nous établirons d'abord par des faits authentiques, que la plupart des maladies externes de l'œil peuvent être reconnues *à priori,* au moyen des signes extérieurs, en particulier la rougeur.

Nous avons été frappé de l'importance de ces symptômes déjà depuis longtemps, nous les avons toujours attentivement observés depuis, et sans choisir, nous avons recueilli les derniers cas importants qui ont pu nous passer sous les yeux.

OBSERVATIONS.

Obs. I. — Le nommé Gadras, charron, 35 ans, se présente au dispensaire Desmarres, le 26 janvier 1876.

Le malade se plaint d'avoir été blessé à l'œil droit par un éclat de bois, à la date du 22. Le 26 du même mois, il vient consulter, parce que l'état inflammatoire de l'œil l'inquiète et parce que les douleurs sont grandes.

Ce précédent de blessure pouvait tout d'abord nous induire en erreur et nous faire rechercher, *à priori*, la lésion traumatique, ou bien le corps étranger lui-même. Bien loin de porter les investigations dans ce sens, M. Desmarres s'est arrêté avec nous devant les symptômes de rougeur, d'aspect des paupières, etc., et bientôt l'interrogatoire du sujet nous a une fois de plus confirmé dans cette opinion que la *rougeur* de l'œil et que l'étude de cet état est devenue un moyen de diagnostic certain.

En effet :

Les paupières sont gonflées, mais il y a des sécrétions accumulées sur le bord des cils, les conjonctives palpébrales et bulbaires sont le siége d'une inflammation particulière : l'ensemble de la rougeur est d'une teinte rouge-rose, dans laquelle on aurait mélangé du jaune, les vaisseaux sont tous congestionnés d'une manière uniforme et çà et là on trouve de petites ecchymoses, ce signe certain de conjonctivite de mauvaise nature (Kloz). A la partie inférieure de la cornée, dans le lacis conjonctival périkératique, on remarque une phlyctène. Nous ferons observer que la valeur de cette phlyctène est nulle pour nous, parce qu'isolée et essentielle la rougeur de l'œil n'eût pas été générale.

D'autre part, toutes les conjonctivites catarrhales de nature contagieuse, en particulier les ophthalmies de nature vaginale (Kloz), présentent comme caractères : œdème des paupières avec sécrétion, rougeur généralisée des conjonctives, plaques ecchymotiques nombreuses, périphériques a la cornée, l'âge ordinaire de la maladie est de trois à quatre jours.

Le diagnostic fut porté :

Conjonctivite catarrhale à forme purulente, et par l'interrogatoire le malade qui jusque-là était demeuré silencieux, nous a raconté les faits suivants :

.Il est marié et père de deux enfants, qui tous deux ont été frappés d'ophthalmie; la fille, âgée de 5 ans, a commencé; le petit garçon, âgé de 15 mois, a été malade ensuite et le père n'a été pris que le troisième.

Nous devons plus loin nous étendre sur l'origine de cette affection si bien étudiée aujourd'hui, et à ce propos, nous dirons avec notre maître et avec son ancien chef de clinique, le Dr Kloz, comment se fait-il qu'on n'ait pas plus de notions dans les auteurs de l'*Ophthalmie vaginale*, cette source constante et permanente de granulations et qui entretient surtout dans les basses classes un foyer d'infection qui mène si souvent à la cécité.

Obs. 2. — Mme Beaudoux, 45 ans, se présente le 26 janvier 1876 et, suivant les préceptes qui nous ont été enseignés, est examinée sans interrogatoire.

Les yeux sont volumineux et saillants, et en découvrant les conjonctives bulbaires, nous remarquons que la circulation de l'appareil externe est tout à fait anormale. Les veines périphériques conjonctivales bulbaires sont plus nombreuses, plus tortueuses et plus colorées en *rouge foncé* qu'à l'état normal, la zone sclérale, correspondant au cercle ciliaire, est d'une teinte bleuâtre-ardoisée des plus marquées, tandis que le reste de la membrane fibreuse a la couleur habituelle, excepté dans l'œil droit.

En faisant diriger l'œil fortement en bas et en relevant la paupière supérieure, on découvre dans le sens du muscle droit supérieur une surface rouge, à bords très-limités, de forme trapèzoïde, le petit côté dirigé en bas ; la couleur est d'un rouge vineux frappant; par la pression digitale exercée à l'aide de la paupière, les veines superficielles disparaissent, mais les vaisseaux profonds, la rougeur de teinte vineuse ne peuvent s'effacer.

Cette lésion, située en un point aussi éloigné de la cornée, siégeant dans le tissu propre de la sclérotique, fait porter le diagnostic suivant :

Sclérotite consécutive à une maladie de la circulation générale du fond de l'œil.

Nous rappellerons en passant que les sclérotites lymphatiques, scrofuleuses, et qu'en général toutes les maladies de la circulation intime et *antérieure* de l'œil, donnent lieu à des désordres de la sclérotique dans le voisinage de la cornée seulement.

L'interrogatoire de la malade existait réellement dans

l'examen ophthalmoscopique, et l'instrument est venu pleinement confirmer le diagnostic.

La malade offrait le plus bel exemple, nous dirons même exceptionnel, d'atrophie avancée de la choroïde, et au lieu peut-être d'offrir des places infiltrées ou même un décollement de la rétine, la maladie ayant marché lentement avait amené d'abord une distension énorme de la sclérotique et plus tard une maladie réelle de la fibreuse.

La malade, d'ailleurs, nous a avoué qu'elle était venue consulter le Dr A. Desmarres en l'année 1866, et qu'à cette époque le pronostic était des plus défavorables.

Obs. 3. — Mlle Victorine Peyron, femme de chambre, âgée de 16 ans, a été blessée à l'œil droit, il y a dix ans, avec un couteau. On voit aujourd'hui les traces de la blessure à la cornée, il y a eu hernie de l'iris et cataracte traumatique.

La cicatrice est transversale et occupe tout le diamètre de la cornée en passant par le centre. Le champ de la pupille déjà très-rétréci est encore obstrué par la cicatrice. L'iris est bombé et vient s'appliquer sur la face postérieure de la cornée. Le globe oculaire est saillant et présente sur toute sa surface scléroticale des vaisseaux volumineux et sinueux dispersés çà et là, ils siégent dans la conjonctive et ont une couleur violacée. Plus profondément on voit la sclérotique présentant une teinte bleue, vineuse, dans une étendue de 1 centimètre environ tout autour de la cornée. Cette couleur bleue, ardoisée, délimitant d'une manière exacte la zone ciliaire est un signe fâcheux, presque toujours certain de désorganisation des membranes internes.

A l'aspect seul de cet œil, on peut affirmer des désordres très-graves dans sa profondeur, désordres contre-indiquant absolument toute espèce d'opération, l'irido-rexis par exemple.

Il y a de plus, dans cette observation, la confirmation d'un fait que j'ai entendu souvent énoncer par M. Desmarres, à savoir : Que dans toutes les blessures de la cornée assez profondes pour intéresser le cercle ciliaire, l'œil est certainement perdu à plus ou moins longue échéance, et même une petite blessure pénétrante sur le bord périkératique entraîne presque toujours les mêmes conséquences.

DE LA ROUGEUR DES PAUPIÈRES.

Des blépharites. — Toute inflammation du bord libre des voiles palpébraux, porte le nom générique de blépharite; et cependant que de variétés : la blépharite ciliaire, glanduleuse, ulcéreuse, etc.

Dans les différents cas, la rougeur n'est pas la même, ainsi dans la blépharite ulcéreuse, les commissures seules sont d'un rouge vif carminé, comme fait au pinceau, ce n'est pas là la blépharite ordinaire qui est caractérisée par une rougeur du bord libre dans toute son étendue et dans toute son épaisseur. Voici comment s'expriment Wharton, Jones et Mackenzie :

Les bords des paupières sont rouges et gonflés, les cils incrustés de la sécrétion des glandes de Meibomius et des follicules ciliaires, à un tel point que le matin les paupières sont collées. En retournant la paupière, on trouve la conjonctive palpébrale rouge et villeuse, souvent granuleuse. Parfois les larmes s'écoulent abondamment sur les joues qu'elles excorient. Quand on retire la matière qui incruste les cils, on trouve à leur base de petites vésicules ou des ulcères.

A un degré plus avancé, les paupières sont très-épaissies et leurs bords sont noueux, les cils sont en petit nombre et généralement déviés de la direction normale. Leurs racines sont entourées de croûtes qui cachent les ulcères devenus plus larges. Outre cet état, il peut aussi y avoir un renversement de la paupière en dehors, commencement d'ectropion. (Wharton Jones, p. 607.)

Les larmes, par suite de l'irritation, sont sécrétées en plus grande abondance que d'ordinaire, et comme elles ne sont plus conduites le long du bord libre des paupières vers les points lacrymaux, elles s écoulent le long de la joue qu'elles excorient. Aussi voit-on souvent les paupières rouges et gonflées et les joues enflammées, ulcérées e couvertes de croûtes. (Mackenzie, t. I, p. 195.)

Nous ne parlerons que pour mémoire de la rougeur constitutionnelle des paupières, comme cela se voit chez les blonds et les lymphatiques.

Nous insisterons plus particulièrement sur la blépharite monoculaire, parce que celle-là est un signe certain et sans exception de diagnostic de maladie des voies lacrymales. Voici comment Desmarres fils s'exprime à ce sujet :

La blépharite monoculaire indique toujours une maladie des voies lacrymales, soit qu'elle la précède ou la suive.

La blépharite double se développe toujours sous l'influence d'une mauvaise constitution et ne doit pas faire songer à une maladie des appareils lacrymaux.

ECTROPION. — Le signe rougeur est on ne peut plus précieux au début de cette maladie et nous allons nous faire comprendre. Dans la direction ordinaire que peuvent prendre les yeux, il est impossible de se rendre compte exactement du premier degré de renversement des paupières si ce n'était l'écoulement des larmes, mais lorsque l'on fait porter les yeux fortement en haut, on découvre qu'il y a entre le bord libre de la paupière inférieure et le globe oculaire une véritable rigole d'un rouge accentué, couleur provenant du gonflement de la conjonctive.

A un degré plus avancé de la maladie, le renversement de la paupière s'accentue, les larmes se déversent en abondance sur la peau de la joue et alors l'exfoliation épidermique donne une couleur particulière, un aspect rugueux, en somme il se fait un travail de rétraction qui ne fait que hâter la marche de la maladie et l'aggrave.

Plus tard, le mal se développant, les paupières se renversent tout à fait en avant, la muqueuse, toujours au contact de l'air, gonfle, s'épaissit, devient tomenteuse, les sécrétions deviennent plus abondantes et anormales, les cils disparaissent, et les malades ont les yeux dits : *yeux d'anchois*. Cette affection frappe particulièrement les gens qui travaillent à l'air.

Au début de la maladie, la conjonctive exposée à l'air est gonflée, d'un rouge pâle et conserve sa sensibilité tactile naturelle. Mais plus tard, sous l'influence de l'action permanente de l'air, la conjonctive arrive graduellement à une couleur de plus en plus rouge, et prend un aspect plus ferme que d'ordinaire. C'est qu'en effet cette muqueuse se dessèche et finit par avoir les caractères de la peau. C'est à cet état, que Denonvilliers a donné le nom de cutisation de la conjonctive.

TUMEURS LACRYMALES. — La maladie est chronique ou aiguë, latente ou inflammatoire; dans le premier cas, le signe rougeur manque, mais la blépharite monoculaire, le larmoiement, le gonflement du sac, nous suffisent à établir le diagnostic.

Dans la dacryocystite aiguë, le gonflement des paupières, du dos du nez, de la joue, est si considérable, qu'il semblerait que toutes ces annexees sont vernies, tant elles sont tendues et luisantes. La couleur rouge parcourt tous les différents tons de la gamme : ainsi, dans le grand angle, le tendon de l'orbiculaire, faisant corde, comprime les tissus dans son voisinage, et donne à la peau, dans ce point, la couleur de la cire, tandis qu'au-dessus et au-dessous du tendon, le sac lacrymal bilobé, en forme de gourde, donne à la peau une couleur violette particulière, qu'on nous permette de dire que la peau a la couleur *engelure*. L'ensemble de la rougeur donne *a priori* l'idée d'un érysipèle, opinion qui disparaît bientôt devant le cortége des autres symptômes.

Trois maladies donnent, en apparence, à peu près les mêmes caractères : l'ophthalmie purulente, l'ophthalmie blennorrhagique et la dacryocystite aiguë.

Dans ces deux premières maladies, l'ensemble de la rougeur est uniforme, bleuâtre, avec un certain degré de transparence et de souplesse, rien de tout cela n'existe dans le cas de dacryocystite aiguë.

XANTELASMA. — Affection peu connue en France, mais assez bien étudiée en Angleterre; elle a été décrite sous le nom de *vitiligoïdea*, par Addison et Gull, et récemment décrite avec soin par le Dr Vérité. Elle est caractérisée par la présence de plaques blanc-jaune, siégeant sur le bord des paupières, et Rayer lui avait donné ce nom de *plaques jaunâtres*. Ce n'est que comme fait curieux que nous relatons ce genre de maladie.

DE LA ROUGEUR DU GLOBE OCULAIRE

On doit considérer la rougeur de l'œil sous trois points de vue différents :

1° Absence de rougeur ;

2° Rougeur générale ;

3° Rougeur locale.

1° Dans le glaucome aigu, par exemple, maladie si effroyable et si douloureuse, il n'y a pas de rougeur de l'œil au début.

Il en est de même pour la kératite scrofuleuse, strumeuse, lymphatique ou primitive, lorsqu'elle se déclare, et nous savons combien cette maladie est redoutable et opiniâtre.

Dans l'iritis syphilitique, le peu d'intensité de l'inflammation aide à faire le diagnostic différentiel, d'avec les autres varietés.

Cette absence de rougeur s'explique, en ce que ces maladies sont sous la dépendance du cercle ciliaire et non de la conjonctive.

L'absence de rougeur, quand elle est jointe à certains autres symptômes, est un signe certain de gravité. On peut dire aussi, comme corollaire de cet axiome, que plus un œil est rouge, moins il est malade ; et comme cet axiome est bien vrai ! Ainsi les blessures de l'œil, de même que celles de la poitrine, sans être accompagnées d'accidents graves immédiats et, d'ailleurs, peu graves comme signes extérieurs, mais cependant pénétrantes, ne sont-elles pas suivies d'accidents mortels, aussi bien pour l'organe oculaire que pour l'être humain.

2° La rougeur *générale* d'un globe oculaire peut présenter des caractères tout différents; ainsi, au moment du réveil, après un sommeil lourd et pesant, la conjonctive est d'un rouge rose, clair, brillant, particulier, qui fait même reconnaître que le sujet vient de passer du sommeil au réveil, et même cet état de l'organe oculaire a donné lieu à certaines expressions vulgaires.

On rencontre cette rougeur avec ses mêmes caractères généraux, mais superficiels, lorsqu'un corps étranger a séjourné quelques heures, soit entre les paupières, soit même sur la cornée.

Dans beaucoup d'autres cas, lorsque les conjonctives oculaire et palpébrale sont rouges l'une et l'autre, et que cette rougeur générale est mélangée d'un *peu de jaune*, on peut affirmer que l'on a affaire à une maladie infectante à sa deuxième période, soit arrivée au troisième ou quatrième jour ; nous voulons parler de l'ophthalmie purulente, d'origine leucorrhéique, ce qui n'existe pas dans la conjonctivite catarrhale simple où la rougeur s'arrête à la circonférence de la cornée, en laissant une zone blanc' e ; si cette rougeur est d'une couleur vive, éclatante, on a affaire à un état catarrhal pur et franc.

De la comparaison de ces deux rougeurs générales, ressort un point très-important pour le pronostic : si la coloration est vive et franche, il n'y a pas grand danger pour l'œil ; si, au contraire, elle est couleur brique, mélangée d'un peu de jaune, cette teinte indique de la virulence, par conséquent de la gravité.

3° Les rougeurs locales sont variées à l'infini, et nous ne

tarderons pas à établir, par l'étude des cas particuliers, combien il est important de les reconnaître, de les classer anatomiquement, de savoir si elles sont superficielles ou profondes, si elles dépendent de la conjonctive, de l'anneau conjonctival, du cercle ciliaire, de l'iris, etc... Souvent même, si elles ne sont pas le résultat d'un traumatisme, résultant lui-même d'une déviation des cils, d'une dégénérescence de la muqueuse palpébrale, etc...

DES ROUGEURS CONJONCTIVALES.

Ces rougeurs ou cet état d'être rouge de la conjonctive peut être divisé de la manière suivante : rougeurs périphériques à la cornée et superficielles ; rougeurs périphériques à la cornée et profondes; rougeurs éloignées de la cornée et superficielles ; rougeurs éloignées de la cornée et profondes.

DE LA ROUGEUR PÉRIPHÉRIQUE SUPERFICIELLE.

Phlyctènes. — La vascularisation présente des formes variées, que l'on peut rattacher à quatre cas principaux :

1° La phlyctène est concomitante d'une conjonctivite catarrhale ;

2° Elle est l'affection unique de l'œil et est située sur la conjonctive ;

3° Elle est à cheval sur le bord de la cornée et la conjonctivite;

4° Elle est centrale à la cornée, et nous reviendrons sur ce dernier point, alors que nous parlerons des maladies cornéennes.

Premier cas. — L'injection emprunte tous ses caractères à la conjonctivite qui l'a souvent occasionnée. Cependant le siége de la phlyctène est souvent marqué par une injection plus abondante. La partie correspondante du tissu conjonctif et sous-conjonctival est souvent alors très-vasculaire et épaissie à tel point, que les pustules semblent situées sur une base proéminente.

Deuxième cas. — Dans cette variété, la rougeur de l'œil est tout à fait caractéristique de l'affection, elle est partielle et subordonnée au siége de la phlyctène. L'injection a presque toujours une direction transversale, occupant indifféremment, tantôt l'angle externe, tantôt l'angle interne de la conjonctive bulbaire. Il est fort rare de la trouver partant de la partie supérieure ou inférieure de la cornée. Jamais elle n'atteint la muqueuse palpébrale.

L'injection affecte la forme *fasciculaire*. On remarque, en effet, un pinceau rouge, triangulaire, dont le sommet est dirigé vers la cornée, tandis que la base est excentrique et s'appuie sur l'une ou l'autre commissure des paupières. C'est là sa forme ordinaire, quand il n'y a qu'une seule phlyctène ou plusieurs très-rapprochées les unes des autres. Au contraire, quand elles sont multiples et éloignées, on voit autant de faisceaux vasculaires partir de chaque phlyctène.

L'injection pâlit, s'apaise au fur et à mesure que l'on s'éloigne de la cornée ; confluente et souvent œdématiée au niveau de la phlyctène, elle devient rare et s'éteint à mesure que l'on s'éloigne d'elle pour mourir vers le cul-de-sac conjonctival. Là les vaisseaux sont devenus moins nombreux et plus disséminés. Ils sont superficiels et mobiles sur la sclérotique, faciles à déplacer avec la pointe d'un stylet.

Ces vaisseaux occupent deux plans : l'un plus superficiel, formé de vaisseaux assez gros, flexueux, assez nombreux, pouvant être facilement isolés par la vue, et laissant voir la sclérotite par transparence, ils présentent une couleur rouge carmin. Au-dessous de ce premier plan, on en aperçoit un deuxième, formé de troncs vasculaires plus volumineux, assez rares, d'une teinte violette et correspondant au plan veineux. Ils rampent à la surface de la sclérotique, non enflammés, ou s'entrecroisent avec le cercle péricornéen radié, que l'on rencontre dans les cas de sclérite ou de complication du côté de la cornée.

Les vaisseaux qui forment le premier plan se divisent en se rapprochant de la cornée en une multitude de ramifications qui forment bientôt un réseau serré au niveau duquel on trouve la phlyctène.

Troisième cas. — La cornée et la conjonctivite sont à la fois intéressées par la phlyctène. A la rougeur superficielle triangulaire, que nous venons de décrire, et qui est l'expression pathologique d'une lésion conjonctivale, limitée, vient s'adjoindre une injection nouvelle, présentant une forme qui lui est propre, et qui se remarque toutes les fois que la cornée est enflammée. Cette injection est particulière aux affections de la cornée. Elle est située profondément au-dessous de l'injection conjonctivale qui l'accompagne, et qui glisse au-dessus d'elle en la croisant. Très-facile à apercevoir lorsque l'hyperémie conjonctivale n'est pas assez prononcée pour la masquer, elle est difficile à voir dans le cas contraire.

Elle présente aussi la forme d'un triangle, dont le sommet part du bord même de la cornée, où siége la phlyctène, et dont l'aire vient s'étaler en forme d'éventail sur la sclérotique dans une étendue variable de quelques millimètres à 1 centimètre.

Les vaisseaux qui la forment sont nettement séparés, extrêmement fins, et leur couleur est d'un rouge assez pâle. Ils sont disposés parallèlement entre eux et se terminent brusquement au bord de la cornée. Cette injection périkératique existe aussi dans les iritis et les choroïdites, mais là l'injection sous-conjonctivale laisse entre elle et la cornée un espace libre en forme d'anneau, d'une couleur bleuâtre ; anneau auquel les auteurs ont donné différents noms.

Si au lieu d'une phlyctène seule, il y en a deux ou trois sur la circonférence cornéenne, et c'est le cas le plus ordinaire, l'injection n'aura plus tout à fait la même forme, et le sommet du triangle qu'elle dessine sera coupé circulairement par la circonférence de la cornée.

Coque de Millet. — En médecine, les cas rares et singuliers sont souvent des plus instructifs ; ainsi, le 3 janvier 1876, le nommé Schmidt, âgé de 13 ans, inscrit sur les registres de M. Desmarres fils, sous le nº 67435, se présente à notre observation avec une rougeur de l'œil droit, allant en forme de triangle de la cornée au grand angle, ayant, d'ailleurs, les caractères du pinceau vasculaire qu'offrent toutes les phlyctènes.

Or, la pustule est toujours ulcérée du huitième au douzième jour de son apparition ; notre jeune malade souffrait depuis plus d'un mois, et la soi-disant pustule était bombée, saillante. Ici l'interrogatoire portant seulement sur la question d'âge de la maladie, a fait porter le diagnostic de corps étranger, coque de millet. Vérification fut faite en retirant le corps étranger, et en apprenant que l'enfant s'occupait lui-même du soin de ses oiseaux.

De Wenzel, en 1786, cite, page 62 et suivantes, l'observation d'un enfant qui présentait, dans l'œil, un corps étranger, ressemblant à une phlyctène, et qui n'était autre qu'une coque de millet.

Brulure de la conjonctive. — Peut-être le résultat du contact d'un métal chaud, de liquide acide, de phosphore, de potasse, de chaux vive, etc., la rougeur de la conjonctive au lieu d'être uniformément réglée est, au contraire, bizarre et tourmentée, çà et là existent de véritables plaques congestives, des ecchymoses et des points d'une blancheur mate, d'aspect purulent et bien délimité, et cela dès le premier jour. On pourrait confondre, à cause des ecchymoses, cet état de la conjonctive avec une maladie bien plus grave, l'ophthalmie purulente, si ce n'était la localisation des désordres, tout le reste de la muqueuse bulbaire étant parfaitement normal. Nous savons bien que l'interrogatoire nous viendra en aide, et nous nous plaisons, une fois de plus, à constater que le diagnostic peut être établi avec certitude tout d'abord.

Les brulûres de la conjonctive, si petites qu'elles soient, si curieuses à observer, nous sont un modèle si important d'étude des maladies inflammatoires de la muqueuse, qu'il ne faut pas laisser échapper cette occasion d'en préciser tous les caractères.

Du ptérygion. — Cette affection que l'on rencontre surtout chez les Orientaux, se présente assez souvent dans notre pays, en particulier chez les gens fortement pigmentés. Sans vouloir faire ici l'historique de cette maladie, nous dirons cependant que cette altération, cette modification de la conjonctive tout d'abord toute conjonctivale, peut, par son développement, par son envahissement de la cornée, compromettre sérieusement la vision.

Presque toujours le ptérygion siége dans l'angle interne de l'œil et il est binoculaire, quelquefois on en rencontre pour le même œil deux ou quatre, jamais trois ; et toujours suivant la prolongation ou la direction des muscles droits.

Au premier degré de développement, le ptérygion atteint les limites de la cornée, il affecte la forme d'un triangle dont la base serait dirigée vers la caroncule, et lorsqu'il n'y a pas d'état inflammatoire adjuvant, le ptérygion *dort*, dans le point correspondant la conjonctive est jaunâtre, a l'aspect graisseux ; mais, si le ptérygion s'enflamme ou est enflammé, la rougeur s'accentue, les vaisseaux se multiplient, se courbent, et le malade présente un œil dont l'angle interne est d'un rouge sombre mais superficiel, car les vaisseaux s'effacent par la pression du doigt, et l'ensemble présente un triangle net, précis, saillant, ne ressemblant à aucune des maladies déjà décrites ou à décrire.

A une période plus avancée, soit au second degré, le ptérygion franchit péniblement l'anneau conjonctival périkératique, il envahit la cornée jusqu'à son centre sans jamais dépasser ces limites, il compromet alors la vision, et les symptômes conjonctivaux sont semblables à ceux que nous avons décrits plus haut, mais plus accentués.

Il ne nous appartient pas, dans notre travail, de parler ni du traitement médical, ni du traitement chirurgical, mais nous devons ici dire que :

1° Le ptérygion ne peut être confondu avec le pannus *granuleux* (voir pannus granuleux), parce que le pannus siége toujours dans la région supérieure de la cornée, que sa forme n'est jamais triangulaire, que la marche de son développement est variable et que sa couleur change, tandis que le ptérygion, unique, le cas le plus fréquent est toujours situé dans le grand angle, présente l'aspect d'un triangle mathématique, et que sa couleur ou sa rougeur ne varie pas.

2° Le ptérygion ne peut être confondu avec le pannus interstitiel, parce que cette affection est toujours d'accord avec l'état général scrofuleux, tout au moins lymphatique du sujet, parce que la forme en est irrégulière, parce que le lieu d'élection varie à l'infini à moins que la lésion ne soit générale.

3° Le ptérygion ne peut être confondu avec l'altération qui va nous occuper.

Pinguecula. — Cet état de l'œil est tout congénital, quelquefois on le rencontre chez nos compatriotes, mais il est presque commun chez les Américains du Sud. Cela ressemble à l'état ordinaire, à un petit amas graisseux placé en dedans de la cornée et dans son voisinage ; jamais cette tumeur jaunâtre ne conduit à des accidents graves et même jamais elle ne doit inquiéter ceux qui en sont porteurs.

N'étant pas averti, ne connaissant pas cette disposition, cette variété d'être de la conjonctive, on pourrait facilement, à cause du lieu qu'elle occupe, craindre et même penser au ptérygion ; mais, si on se rappelle la disposition, l'ensemble, la forme, la couleur, la rougeur qui accompagne toujours cette dernière maladie, il ne peut plus y avoir d'erreur possible.

Il n'y a qu'une circonstance où le pinguecula peut jouer

un rôle tout insignifiant, mais embarrassant pour l'observateur inexpérimenté, c'est le cas où il se trouve englobé, isolé au milieu d'une rougeur conjonctivale ; alors il ressemble à une phlyctène, il est blanc, sans vaisseaux (il est constitué par de la graisse), mais jamais la disposition de la vascularisation ne devra mettre en défaut l'attentive observation du praticien.

Chémosis séreux. — Cet état de la muqueuse oculaire est tout effrayant, le gonflement que produisent d'ailleurs toutes les infiltrations du tissu connectif par les liquides sont faits pour faire craindre. Ne savons-nous pas déjà que les symptômes inflammatoires extérieurs d'un œil sont en raison inverse de la gravité du mal; et en effet le chémosis séreux est toujours dû à une gêne de la circulation la plus externe, la plus superficielle des annexes de l'œil, le moindre abcès des glandes ciliaires ou de Meibomius, orgelet, grain de millet, etc..., se guérit en quelques heures, et cependant il est souvent accompagné d'œdème du bord libre de la paupière, de chémosis séreux considérable, et, chose curieuse, cette maladie si simple fait plus pour la constitution générale que toute autre maladie bien plus redoutable et bien plus grave. Les malades ont de la fièvre, de l'insomnie, de l'embarras gastrique, et pour arriver rapidement à une guérison il est nécessaire, avant tout, de réagir sur la constitution par les purgatifs et les vomitifs.

Les caractères du chémosis séreux existent dans la rougeur, l'œdème et la teinte bleuâtre de la paupière pendant que la conjonctive infiltrée est distendue, élargie au point qu'elle fait hernie entre les paupières et que sa couleur est aqueuse, pâle, exsangue.

Le chémosis séreux donne quelquefois lieu à des douleurs violentes lorsqu'il est assez considérable pour faire que la conjonctive se hernie entre les paupières; il y a pincement de la muqueuse par le sphincter palpébral à chaque clignement.

On a vu le simple chémosis devenir dangereux, être la cause d'accidents graves à la suite de sa persistance, particulièrement après les opérations de cataracte par le procédé de Daviel.

Ecchymoses. — Peuvent être le résultat de blessures, ou bien d'efforts violents tels que les vomissements. Ces ecchymoses se rencontrent fréquemment chez les tout jeunes enfants atteints de coqueluche; elles sont le résultat des quintes de toux. Toutes ces ecchymoses sont sèches, c'est-à-dire non accompagnées de sécrétion, ni d'état inflammatoire de la muqueuse. Elles siégent dans la conjonctive et se présentent sous l'aspect de plaques souvent brunâtres, à bords nets et francs, il n'en est pas de même des ecchymoses sous-conjonctivales que l'on peut rencontrer en particulier dans les ophthalmies virulentes. Voici à cet égard l'opinion de Mackenzie, page 344, vol. I.

L'extravasation sanguine dans le tissu cellulaire sous-conjonctival s'opère à la suite de causes diverses, telles que coups sur l'œil et les paupières, blessures à la tête, à la face, quintes de toux, accès d'épilepsie, etc... Dans certains cas on ne trouve aucune cause pour expliquer la rupture des capillaires. Les vaisseaux qui se sont rompus continuent quelquefois à laisser échapper du sang au-dessous de la conjonctive pendant plusieurs jours ou plusieurs semaines, de sorte que tout le tissu cellulaire sous-conjonctival est injecté et que la conjonctive se trouve soulevée par un sang noir et coagulé. On voit quelquefois en pareille circonstance l'iris revêtir une teinte verdâtre. Dans les cas ordinaires le sang extravasé se résorbe graduellement. La conjonctive devient jaune d'abord, puis reprend son aspect normal.

Conjonctivite catarrhale. — Cette inflammation de la muqueuse présente trois périodes, et la valeur du symptôme rougeur est si considérable qu'elle suffit à établir le diagnostic. Au premier degré la rougeur de la conjonctivite est superficielle, mais éloignée de la cornée, elle est générale, uniforme et s'avance des culs-de-sac conjonctivaux jusqu'à un centimètre environ de la cornée. La rougeur est sombre dans les culs-de-sac pour devenir d'un ton vif, en se rapprochant de la cornée. L'ensemble de l'œil au total est d'un rouge vif. A ce degré on est à la première semaine.

Au deuxième degré la rougeur oculaire conjonctivale est générale, l'anneau périkératique participe lui-même à l'inflammation, la rougeur est excessive et on se trouve dans une période de 8 à 12 jours depuis le début.

Au troisième degré, si la maladie doit se terminer heureusement, la rougeur s'efface progressivement depuis la cornée jusque vers les culs-de-sac, en passant par des tons rouges de moins en moins marqués. Il n'en est pas de même si à ce degré la maladie se complique, de deux choses l'une : ou bien la couleur rouge s'accentue, prend la teinte de viande crue, les replis conjonctivaux deviennent nombreux, la conjonctive bulbaire s'épaissit, il y a chémosis phlegmoneux, ou bien la rougeur se localise dans l'anneau conjonctival périphérique et disparaît partout ailleurs.

Du 12e au 15e jour l'apparition de la rougeur de l'anneau périphérique doit tenir l'observateur en éveil, car alors c'est un signe presque certain de développement de phlyctènes, souvent d'iritis.

Conjonctivite purulente vaginale. — M. Desmarres fils a donné ce nom à une inflammation de la conjonctive qu'il considère comme une des sources constantes de contagion et de développement de granulations (thèse de Kloz, 1868). Voici au bout de quatre jours quelles sont les symptômes : les sujets ont les paupières gonflées mais non fermées, la peau est translucide, transparente, les sécrétions conjonctivales sont abondantes, il en est beaucoup d'accumulées sur le bord des cils. En écartant les paupières, la muqueuse est rouge d'une manière générale, mais d'un rouge dans lequel on aurait mis du jaune. Çà et là, particulièrement à la partie moyenne de la sclérotique et tout autour de la cornée on trouve de petites ecchymoses suivant le tracé des vaisseaux. Cette maladie est contagieuse au plus haut degré, elle a pour origine l'écoulement leucorrhéique qu'ont les petites filles de 4, 5 et 6 ans. Cet écoulement donne lieu à un prurit et le doigt se charge bientôt d'être le moyen de transport du virus.

La maladie éclate rapidement et tous les liquides secrétés deviennent dangereux. C'est ainsi que des familles, des maisons, des quartiers sont empoisonnés. (Voir notre observation n° 1.)

Quand la maladie se complique elle présente des caractères communs à toutes les ophthalmies purulentes, œdème, chémosis phlegmoneux, etc.; et qu'on nous permette d'affirmer les faits énoncés par une statistique : sur 5374 malades nouveaux soumis à notre observation pendant l'année 1875 nous avons eu l'occasion d'observer 458 cas de conjonctivite purulente.

Ophthalmie purulente. — Nous n'entrerons pas dans les détails relatifs aux ophthalmies des nouveau-nés ou des adultes; seulement, nous dirons que l'ophthalmie, proprement dite, est toujours binoculaire et qu'elle parcourt son évolution en vingt jours. Les deux yeux sont clos, les paupières gonflées, transparentes et sans plis, et cela dès les premières heures. C'est le gonflement qui ferme les paupières, car, au début, les sécrétions sont liquides et non agglutinatives ; la rougeur conjonctivale est presque nulle ; il y a comme un état de stupeur de l'œil. Aux troisième, quatrième et cinquième jours, la rougeur est excessive, le chémosis phlegmoneux apparaît, encercle la cornée qu'il étrangle et prend un aspect couenneux classique. Lorsque la maladie se termine fatalement, elle laisse après soi, sur la conjonctive, ce qu'on est convenu d'appeler des granulations. Encore un joli sujet d'étude quant à la couleur et à la rougeur : les unes végétantes, peu contagieuses, ont l'aspect et la couleur du velours rouge ; les autres, d'un jaune pâle, aplaties, séparées par des sillons renfermant un liquide virulent, sont contagieuses à un très-haut degré, s'enflamment pour la moindre cause, l'humidité, l'état professionnel, etc., et donnent lieu à de véritables retours d'ophthalmie purulente aiguë.

Cette maladie est celle connue sous le nom d'ophthalmie d'Égypte, belge, etc.

DE LA ROUGEUR PERIPHERIQUE PROFONDE.

A propos de l'injection périkératique dans l'ophthalmie rhumatismale des auteurs, M. Desmarres père s'exprime ainsi :

Il n'y a pas de conjonctivite aiguë, de kératite, d'iritis, de choroïdite, de rétinite sans complication de l'injection périkératique.

La rougeur affecte une forme particulière qu'il faut bien connaître, celle d'un cercle complet ou non, de largeur variable (2 à 5 millim.), qui encadre la cornée en la touchant Au delà de ce cercle, la sclérotique est à peine rose, le plus souvent même elle est absolument blanche ; c'est donc en avant seulement qu'il faut chercher les caractères de l'injection.

Les vaisseaux qui la composent sont très-fins, parallèles entre eux, plus gros à leur bout cornéen qu'à l'extrémité opposée, et longs de 1 à 5 millimètres au plus. La couleur générale de cette injection varie du rose pâle au carmin le plus vif. Le gros bout des vaisseaux reposant presque sur la cornée se termine brusquement à cet endroit ; l'extrémité opposée semble se perdre dans la sclérotique. Ces vaisseaux ne s'anastomosent point entre eux.

Ils ne peuvent être confondus avec les vaisseaux de la conjonctive, lorsqu'on connaît la forme et la direction de ceux-ci, qui, sinueux, très-larges, anastomosés ensemble, tournés à leur base vers les replis de la conjonctive et en sens inverse à leur sommet, croisent la direction des vaisseaux de la membrane albuginée. Ceux de la surface de la sclérotique, au contraire, fixes, profonds par rapport aux premiers, courts, droits, nullement anastomosés entre eux, et à base tournée vers la cornée, se perdent après un court trajet.

Lorsque, par l'intermédiaire de la paupière inférieure, on imprime un mouvement à l'ensemble de la conjonctive bulbaire, on reconnaît que les vaisseaux longs, sinueux, superficiels, se déplacent avec elle; tandis que les vaisseaux sclérotidiens restent toujours immobiles.

Nous suivrons désormais, dans nos études sur les rougeurs de l'œil, la même marche que précédemment.

Cyclite. — Les maladies du cercle ciliaire ou cyclites donnent lieu à des désordres dans les membranes : cornée, iris, sclérotique, qui sont sous sa dépendance directe ; de là production de kératite, iritis et sclérotite ; c'est généralement l'ensemble de ces maladies qui prend le nom de cyclite ; les causes en sont le lymphatisme et la scrofule, et en particulier pour la sclérotite, la diathèse rhumatismale. Après avoir désorganisé les membranes de l'hémisphère antérieure de l'œil, le cercle ciliaire, malade, envahit les membranes profondes, d'où production d'irido choroïdites consécutives.

Sans pouvoir indiquer avec quelque certitude le siége précis de l'affection, on peut dire qu'il est parfaitement marqué par la place qu'occupe le muscle ciliaire. On aperçoit d'abord une injection partielle, sous forme de zone, située profondément, d'une couleur rouge striée, qui occupe d'abord le quart ou le tiers de la circonférence de la cornée. Plus tard, il survient de la rougeur et du gonflement, la sclérotique fait une saillie manifeste en dehors. Le tissu cellulaire sous-conjonctival s'infiltre, et la conjonctive elle-même rougit et se tuméfie. La teinte rouge de la partie saillante est sombre comme si elle recouvrait quelque arrière-partie noire. La rougeur et le gonflement occupent rarement plus d'un tiers de la cornée à la fois, excepté dans les cas compliqués d'iritis ou de conjonctivite. A mesure que la maladie marche, on voit apparaître de gros vaisseaux d'un rouge sombre, des veines principalement, qui sillonnent le globe oculaire, d'arrière en avant, et s'anastomosent entre elles en formant des arcades vasculaires interrompues, comme celles que l'on voit dans certaines affections de la choroïde.

A mesure que la maladie s'étend, les parties primitivement envahies reprennent leur niveau; le gonflement et l'injection disparaissent, mais un nouveau symptôme apparaît : la sclérotique, au point où siégeait l'affection présente une teinte sombre olivâtre, mélangée d'un reflet bleuâtre. Après quelques semaines, la cornée s'obscurcit sans perdre son poli ; elle paraît comme épaissie et macérée, et cela vis-à-vis des parties de la sclérotique qui sont le plus malades ; ces opacités ne gagnent jamais le centre de la cornée et ne gênent pas la vision. On ne voit pas de vaisseaux se rendre à l'opacité.

IRITIS. — Mackenzie nous dit que parmi les symptômes généraux qui caractérisent l'inflammation de l'iris, il y a la *sclérotite zonulaire* qui donne lieu à la présence de petits vaisseaux capillaires, se portant, en rayonnant, vers la circonférence de la cornée.

Iritis arthritique. — La conjonctive et la sclérotique sont parcourues par un grand nombre de vaisseaux dilatés; la rougeur a une teinte pourpre ; la sclérotique devient d'une couleur violet grisâtre et sale. Un des signes sur lequel on a le plus insisté, est l'existence d'un anneau d'un blanc bleuâtre qui entoure la circonférence de la cornée (anneau arthritique). Cet anneau occupe de préférence les côtés temporal et nasal de la cornée : il forme contraste, d'une part, avec la zone rouge scléroticale qui se termine brusquement, et de l'autre avec la cornée transparente.

Iritis idiopathique ou rhumatismale. — La rougeur n'est pas considérable ; elle est d'abord bornée à la sclérotique dans laquelle on aperçoit un grand nombre de petits vaisseaux d'un rose rouge qui se portent vers la cornée. Petit à petit la rougeur s'accroît et est due au développement des vaisseaux de la conjonctive. L'injection est plus marquée au pourtour de la cornée, et va en diminuant à mesure qu'elle se rapproche des replis conjonctivaux. Pour Mackenzie, les symptômes apparents de l'iritis : couleur d'iris, rougeur de la sclérotique, modifications de la pupille, etc., sont les mêmes dans toutes les variétés, et en particulier pour l'iritis syphilitique (t. II, p. 17).

Nous nous permettrons de démontrer que pour l'iritis syphilitique les symptômes sont des plus nets et des plus précis, et ne sont pas communs à toutes les iritis, ainsi que l'affirme le maître de Glascow.

IRITIS SYPHILITIQUE. — Les caractères généraux essentiels et frappants de l'iritis syphilitique sont l'*absence des symptômes aigus*. Les malades n'accusent aucune douleur, il n'existe pas de rougeur réelle de l'œil ; c'est à peine si la conjonctive est un peu rosée ; il n'y a pas de photophobie, pas de larmoiement, mais l'iris paraît trouble ; la chambre antérieure et la cornée sont louches ; la pupille même ne paraît pas noire ; en un mot, l'œil a un aspect flétri, une couleur terne ; on pourrait dire qu'il est cachectique. Les malades sont pâles, anémiques, souffreteux, et cet état général sert beaucoup pour donner de la précision au diagnostic, s'il vient s'ajouter à l'état particulier de l'organe oculaire.

Voici les symptômes habituels que l'on rencontre :

Les paupières sont ouvertes, le malade ne porte même pas de bandeau, et ne fuit guère la lumière.

La conjonctive bulbaire est seule rouge, et encore cette coloration est peu marquée, et existe seulement dans le voisinage de la cornée.

La cornée est transparente ; on s'en assure facilement par l'éclairage oblique ou en examinant cette membrane latéralement. Le fond de l'œil paraît trouble, ce qui tient à ce que l'humeur aqueuse a perdu sa transparence ; souvent aussi cet accident est produit par des synéchies.

L'iris est décoloré et apparaît avec une teinte grisâtre, d'un gris sale.

La pupille elle-même n'est plus d'un noir foncé, sur quelques points, elle peut adhérer à la capsule du cristallin ; ses dimensions sont presque normales.

Les douleurs, si elles existent, sont sourdes, irrégulières et facilement supportées.

M. Desmarres fils appelle cette forme d'iritis, iritis syphilitique bénigne ; elle se rencontre en même temps que les accidents généraux superficiels, la roséole, l'alopécie, la laryngite, etc. Le siége de la maladie est tout à fait dans l'iris même.

Il n'en est pas toujours ainsi de toutes les iritis syphilitiques ; à un âge plus avancé de la maladie générale, à une époque se rapprochant des accidents tertiaires, il y a certaines iritis graves qui portent le nom d'*iritis malignes*. L'iris n'est malade que consécutivement à des désordres existant dans le cercle ciliaire et de même ordre que ceux que l'on peut rencontrer dans le reste de l'économie.

La cornée est trouble ; elle est réellement malade dans son épaisseur. On trouve des épanchements interstitiels, comme dans la kératite primitive.

Ces épanchements ont un caractère spécial qui doit éveiller l'attention et faire penser à la syphilis ; ils occupent la cornée dans sa moitié inférieure ; leur ensemble affecte une forme triangulaire, le sommet du triangle étant placé au centre de la membrane, tandis que la base est dirigée en bas.

La conjonctive est beaucoup plus rouge que dans l'iritis bénigne, mais avec une teinte sombre, éloignant toute idée de maladie aiguë. La rougeur part de la périphérie cornéenne pour aller, en s'affaiblissant, vers les culs de-sac conjonctivaux, qu'elle n'atteint guère.

L'humeur aqueuse est trouble à un haut degré.

L'iris est d'un jaune sale, caractéristique ; cette couleur tient à une désorganisation intime du parenchyme.

On trouve quelquefois un ou plusieurs condylomes qui donnent alors une certitude au diagnostic.

Ces condylomes occupent presque toujours le bord de la pupille.

La pupille est petite et d'un aspect grisâtre ; elle est couverte en totalité par une exsudation.

Le malade n'accuse que des douleurs sourdes ; il ne fuit que la lumière très-vive et n'a pas de larmoiement habituel.

Iritis rhumatismales. — L'œil est vif et possède un éclat tout particulier.

La cornée est plus brillante qu'à l'état normal.

La conjonctive est d'un rouge vif très-marqué, surtout à la périphérie de la cornée, mais il n'y a pas de sécrétion.

La chambre antérieure est complètement transparente.

L'iris paraît congestionné, on remarque quelquefois, à sa surface, de petites hémorrhagies qui peuvent même amener un épanchement de sang à la partie inférieure de la chambre antérieure.

La pupille est serrée et noire.

Le larmoiement est très-abondant, la photophobie excessive, les malades se couvrent les yeux d'un bandeau et redoutent l'examen d'un chirurgien. Les douleurs reviennent vers le soir et occupent toutes les parties de la face qui sont sous la dépendance de la cinquième paire. Les malades comparent volontiers leurs souffrances à une *rage de dents*.

Il n'est pas nécessaire d'insister sur les caractères différentiels entre les iritis rhumatismales et les iritis syphilitiques. Dans les premières, tous les symptômes sont accentués, exagérés, positifs, tandis que dans les secondes, ils sont peu marqués, cachés et négatifs. Quant à la rougeur, cet éclat dans le premier cas, cette teinte gris sâle, terne dans le second, sont des signes certains de diagnostic différentiel pour nous.

IRIDO-CHOROÏDITE. — Il est bon de rappeler que l'iris et la choroïde ont une circulation propre, indépendante, mais aussi que leur circulation terminale ou veineuse a des points vraiment communs, dont le siége est dans le cercle ciliaire. Lors donc que l'une ou l'autre de ces deux membranes subira une lésion capable d'entraver le cours du sang, il y aura toujours un retentissement sur la membrane voisine et cela à la longue.

Mais si l'iris et la choroïde ont certains points communs, ils n'en diffèrent pas moins absolument l'un de l'autre, par leur constitution intime, et pour ne citer qu'une différence, nous dirons que l'innervation, si puissante dans l'iris, est au contraire très-pauvre dans la choroïde. Aussi les maladies de l'iris se traduiront-elles par des symptômes aigus, tandis que les maladies de la choroïde n'en fourniront jamais.

La rougeur des tuniques externes est bien moins considérable que ne le feraient supposer les douleurs accusées par le malade. Le blanc de l'œil est d'un jaune sâle, l'injection réticulaire et zonulaire des réseaux conjonctival et sous-conjonctival n'est jamais très-marquée. Les gros vaisseaux externes de l'œil prennent un aspect variqueux tout particulier, ils viennent se ramifier sur la sclérotique et s'anastomosent autour de la cornée. La teinte en est livide, ils sont évidemment dans un état de congestion passive.

Cette teinte livide périphérique à la cornée s'étend sur toute la zone scléroticale correspondant au cercle ciliaire. De la circonférence de la cornée, ou pour mieux dire du bourrelet vasculaire qui l'environne, partent un nombre assez régulier de gros vaisseaux qui marchent isolément, tortueusement, et s'enfoncent dans les culs-de-sac conjonctivaux. Qu'on me permette de me servir de l'expression employée par les gens de la campagne : l'œil a l'air d'une guigne; en effet, la couleur générale de l'organe peut être comparée au jus de cette variété de cerise. Tel est l'aspect de l'œil lorsque la maladie n'est pas encore passée à l'état chronique ; plus tard, la couleur devient bleue parce que la tension intra-oculaire amincit la sclérotique, l'iris prend la couleur jaune verdâtre connue de tous, signe de la désorganisation de son parenchyme.

Dans l'iritis, la rougeur est très-accentuée, très-marquée, sauf pour les iritis syphilitiques, où l'œil est terne ; dans les irido-choroïdites, la rougeur est généralisée et sombre; nous avons vu que dans les maladies superficielles de la conjonctive, le symptôme rougeur était tout différent.

DE LA ROUGEUR ÉLOIGNÉE DE LA CORNÉE ET SUPERFICIELLE.

Chancre de la caroncule et de la membrane semi-lunaire. — Cette affection, assez rare, se rencontre cependant quelquefois. Nous avons sous les yeux la liste d'un nombre assez considérable de malades atteints de ce mal, et, ce qui est plus précieux, nous avons quatre pièces en cire qui nous permettent de juger du caractère rougeur.

Nous prendrons deux exemples. M. S..., 45 ans, se présente au dispensaire de la rue Hautefeuille, le 3 avril 1865. L'ensemble de la conjonctive offre un chémosis séreux assez marqué sans l'être trop ; la rougeur n'existe que dans le grand angle de l'œil et elle est rouge-jaune. La membrane semi-lunaire est très-développée, elle a l'aspect corné, l'induration l'éloigne du globe oculaire. Enfin, le rebord de la membrane dans son milieu présente une ulcération faite comme à l'emporte-pièce, à bords vifs, grisâtres, caractère commun au chancre. Le malade présentait en outre le ganglion préauriculaire induré.

M. T..., inscrit le 3 mars 1868, sous le numéro 24768, présente à l'œil droit les altérations suivantes : La cornée et la conjonctive sont saines dans toutes les parties que l'on peut découvrir, ainsi notamment dans les trois quarts de la région externe. L'angle interne et surtout la paupière supérieure et la caroncule sont le siége d'une ulcération étendue, profonde, à bords nets et tranchés de couleur gris sale, le tout baignant dans un pus liquide et de couleur *sui generis*. Ce malade a également le ganglion préauriculaire induré.

Nous ne voulons pas nous étendre davantage sur la question du chancre, si ce n'est cependant pour faire remarquer et faire se rappeler qu'il existe des ulcérations du bord libre des paupières, à bords tranchés, de couleur rouge sale, à fond grisâtre, accompagnées de ganglion préauriculaire et qui ne sont nullement syphilitiques. L'origine est toute dans un état de lymphatisme exagéré, et dans le doute, afin d'éclaircir la question et de préciser, il est utile de donner au malade le tartre stibié à dose vomitive et presque toujours lorsque l'ulcération est de nature scrofuleuse, on voit les désordres s'amender et disparaître en quelques jours.

Conjonctivite catarrhale. — Nous avons dit à propos de cette affection que la rougeur venait des culs-de-sac conjonctivaux pour se diriger vers la cornée, nous ne reviendrons pas sur les caractères de la rougeur de l'œil dans cette maladie, nous insisterons sur ce point seulement : que dans la conjonctivite catarrhale, la rougeur est généralisée, localisée également et uniformément dans tout le pourtour des culs-de-sac, et que cette rougeur, d'aspect assez sombre d'après la richesse même des vaisseaux, n'est que superficielle.

Teinte ardoisée des conjonctives. — Ce n'est que pour mémoire que nous parlons de cette coloration qui ne tient nullement à un état pathologique. Elle est due à l'usage exagéré du nitrate d'argent, soit en pommade. soit en collyre, ou mieux en cautérisation. Cet état ne donne lieu à aucun danger, mais il est peu pardonné par les malades un peu coquets et encore jeunes. L'ensemble des culs-de-sac conjonctivaux a la couleur de l'onguent napolitain.

Cette coloration peut tenir aussi à l'emploi du nitrate d'argent à l'intérieur, et cela en fort peu de temps. Aussi quelle surprise et quelle frayeur lorsqu'on n'est pas prévenu !

Dans le premier cas, la coloration disparaît difficilement, elle semblerait volontiers être moins rebelle dans le second.

DE LA ROUGEUR ÉLOIGNÉE DE LA CORNÉE ET PROFONDE.

Sclérotite.—La sclérotique, cet organe protecteur des membranes oculaires, a besoin de propriétés résistantes particulières, elle est à l'œil ce que l'enveloppe des crustacés est au reste de l'animal ; c'est un véritable squelette fibreux et jouissant en tous points de la faculté d'être distendue, allongée en totalité ou en partie, sans manifester, sans donner lieu à de graves accidents; cette membrane même, et nous l'avons vu fréquemment, peut être blessée perforée, sans qu'il en résulte, pour sa part du moins, la moindre réaction. Il nous semble que partout ailleurs, les fibreuses se comportent de la même manière ; ce sont des agents protecteurs, et relativement à l'œil, il y a ceci de particulier que les inflammations sclérales sont toujours sous la dépendance de l'état général ou de l'état local, rarement on observe une inflammation spontanée même après traumatisme. Ceci revient à dire que l'inflammation de la sclérotique est consécutive à une maladie générale constitutionnelle, ou à une affection propre des membranes internes de l'œil. L'ophthalmie goutteuse, l'ophthalmie rhumatismale et toute autre variété, ne sont que des expressions particulières d'être malade, de la sclérotique. Nous venons de dire que les maladies de la sclérotique pouvaient tenir à une maladie locale ou à une maladie générale. Reportons-nous à notre observation n° 2; depuis plusieurs années, la malade était atteinte d'atrophie progressive de la choroïde, la circulation générale de l'hémisphère postérieur de l'œil était donc profondément modifiée lors de sa visite, au mois de janvier dernier; partout la sclérotique indiquait une distension, un amincissement facile à constater. Il n'y a donc pas lieu d'être surpris si nous avons pu en voyant la sclérotique enflammée, malade, diagnostiquer une maladie du fond de l'œil.

Les maladies de la rétine, et presque toujours cette membrane est la victime de la choroïde, le décollement, l'épaississement de la choroïde, les tumeurs essentielles du fond de l'œil, d'origine traumatique ou non, l'encéphaloïde, les ossifications, la présence d'un corps étranger, etc., peuvent produire des désordres dans la sclérotique et leur origine est bien locale. En particulier, lorsque la fibreuse s'enflamme, la couleur, la disposition arrêtée, limitée des vaisseaux sont des signes sûrs de diagnostic, la couleur est vineuse, violacée, ne peut s'effacer par la pression du doigt; la maladie est localisée, elle occupe un point déterminé dont on peut toujours établir un dessin comparatif, car jamais, et nous l'avons déjà dit, la membrane fibreuse ne s'enflamme en totalité.

Donc, comme pronostic, les inflammations scléroticales, partielles ou non, situées dans le voisinage des culs-de-sac conjonctivaux, seront toujours, ou presque toujours, le caractère essentiel d'une maladie intra-oculaire profonde.

Précédemment nous avons vu, à propos des cyclites, que la sclérotique, l'iris et la cornée étaient sous la dépendance du cercle ciliaire, et en effet, quelquefois la sclérotique complaisante se laisse distendre, dans sa substance propre, elle laisse s'établir de véritables hernies choroïdiennes, qui prennent quelquefois même, à cause de leur volume, le nom de staphylômes; on voit des malades dont la sclérotique périphérique à la cornée est non-seulement amincie, bleuâtre, mais présente encore un nombre quelquefois considérable de petites hernies choroïdiennes, tandis que d'autres soumettent à l'observation de grosses bosselures, d'aspect nacré, qui forment autour de la cornée autant de staphylômes choroïdiens.

D'autres fois, mais assez rarement, la sclérotique s'enflamme lorsqu'il y a cyclite et toujours avec ce caractère inexorable de rougeur partielle, de teinte vineuse et ne disparaissant pas sous la pression digitale. Ajoutons qu'alors il y a toujours complication de kératite et d'iritis.

La sclérotite peut être d'origine constitutionnelle, tous es auteurs en ont parlé, sous la dénomination de : ophthal mie goutteuse, rhumatismale, etc... Il y a dans la pratique habituelle un fait bien certain, établi d'ailleurs par des statistiques, c'est que la sclérite rhumatismale se présente chez des gens rhumatisants; nous connaissons des sujets jeunes et des sujets vieux qui ont de vraies sclérotites rhumatismales et, chose singulière, les sujets jeunes sont des gens qui travaillent au dehors; marchands dans les marchés publics, ouvriers des ports, cochers, etc..., et la plupart d'entre eux sont prévenus d'avance des récidives par des douleurs articulaires générales, souvent très-légères et par un malaise dont nous n'avons pas à nous occuper ici. La sclérotite d'origine goutteuse se trouve plus particulièrement dans les classes élevées. Le traitement dans les deux cas doit donc différer essentiellement.

La sclérite, comme toutes les inflammations des fibreuses, est une maladie tenace, à forme récidivante, presque périodiquement, et ce ne sont pas toujours les mêmes points de la membrane qui deviennent malades.

Cette affection ne peut être confondue avec la conjonctivite catarrhale, et à ce propos, voici comment s'exprime le professeur Mackenzie :

« Les particularités suivantes font distinguer facilement l'ophthalmie rhumatismale de la catarrhale :

1° La catarrhale siége dans la conjonctive; la rhumatismale dans la tunique albuginée et la sclérotique, et s'étend souvent jusqu'à l'iris et à la rétine.

2° La rougeur de l'ophthalmie catarrhale est réticulaire, et les vaisseaux injectés appartiennent à la conjonctive; dans la rhumatismale, la rougeur est surtout rayonnante et zonulaire et située sous la conjonctive, dans le réseau sous-conjonctival profond et sclérotidien. On n'observe jamais de taches sanguines ecchymotiques dans cette affection.

3° La catarrhale est l'inflammation d'une membrane muqueuse; il y a augmentation et altération morbides du mucus sécrété. Dans la rhumatismale, aucune sécrétion analogue.

4° Dans la catarrhale, le malade compare sa douleur à la sensation que produirait la présence de graviers sous les paupières; elle ne s'étend point à la tête et se fait sentir surtout le matin et dans les mouvements de l'œil.

Dans la rhumatismale, la douleur est profondément située, elle siége surtout autour de l'orbite, sous le sourcil, à la tempe, à la joue, sur le côté du nez, et enfin elle s'aggrave considérablement depuis le coucher du soleil jusqu'à son lever. »

ROUGEURS DE LA CORNÉE.

La cornée tire ses moyens de nutrition de deux organes différents ; les portions extérieures, jusqu'à la membrane élastique de Bowmann, sont sous la dépendance de la conjonctive, et les parties profondes sous celles de l'iris et du cercle ciliaire. Ainsi, lorsque la conjonctive est altérée profondément, la cornée devient malade, parce que la circulation conjonctivale est suspendue en partie et ne vient plus nourrir le tissu qui lui est tributaire, et même lorsque la circulation de la conjonctive est interrompue en totalité, la cornée suppure et la suppuration commence par le centre. (Desmarres fils, 1873.)

Ainsi, par exemple : lorsqu'une brûlure même de petite dimension intéresse la conjonctive dans le voisinage de la cornée, on ne tarde pas, entre le douzième et le quinzième jour, à voir très-souvent la cornée se sphacéler à $0^{m},001$ en dedans de la circonférence et dans un point correspondant au lieu de la lésion conjonctivale.

Une simple phlyctène ulcérée, chez un sujet dont la nutrition générale est défectueuse, peut, lorsque son siége est voisin de la cornée, amener sur cette membrane une ulcération par manque de nutrition ; dans l'ophthalmie purulente, si la lésion est localisée dans la conjonctive à un quart par exemple de la circonférence totale de la cornée, la nutrition de la membrane transparente est compromise et elle s'ulcère profondément, se perfore et toujours dans un point correspondant à la portion malade de la muqueuse; mais si l'action du virus purulent est généralisée, c'est le centre de la cornée qui s'ulcère, d'abord superficiellement, bientôt de plus en plus et enfin amène une large perforation, et justement parce que le centre cornéen superficiel est le point le plus mal partagé, le plus éloigné des sources vitales, la conjonctive étant indurée, phlegmoneuse et en pleine voie de destruction. Ces quelques exemples ne prouvent-ils pas ce que notre auteur disait tout à l'heure, à savoir que la cornée est, dans ses couches antérieures, directement sous la dépendance de la conjonctive.

Les couches profondes de la cornée vivent de l'iris et du cercle ciliaire; ce fait est démontré par la pratique quotidienne, les cyclites amènent à la longue des désordres graves dans les parties profondes de la cornée (ophthalmie scrofuleuse des auteurs). Les maladies syphilitiques du cercle ciliaire et de l'iris produisent certaines kératites profondes, et en général, toute maladie de l'œil intéressant le système circulatoire veineux, lymphatique, amène des maladies de la cornée qui siégent toutes en arrière de la membrane élastique. Ces données générales étant établies, l'état pathologique de la cornée peut donner des caractères de rougeur importants, et jouant un grand rôle dans le diagnostic différentiel.

Trichiasis. — C'est là une première forme de maladie superficielle cornéenne d'un ordre mécanique, et les trois affections que nous allons étudier successivement viennent se joindre à elle. Le trichiasis, résultat ordinaire de blessures du bord libre des paupières, est en réalité constitué par un renversement en arrière d'un ou de plusieurs cils; à la longue le frottement amène sur la cornée une véritable exfoliation épithéliale bien localisée, bien limitée, et en général, dans la moitié inférieure ; à la simple ulcération succède bientôt une ulcération plus profonde entretenue par le frottement, ulcération verticale qui ne tarde pas à ressembler à un véritable sillon renfermant une veine, la veinule est seule, à ciel ouvert, s'il n'y a qu'un cil dévié, et le nombre des vaisseaux est toujours en rapport avec celui des cils déplacés. Enlever le cil, détruire le bulbe par le galvano-cautère, redresser la paupièreau moyen de la chirurgie, c'est enlever la cause, c'est faire disparaître la lésion.

La disposition isolée, l'unité des veinules, la direction verticale et le siége dans la moitié inférieure de la cornée, tels sont les signes de diagnostic propres et spéciaux. A ce propos, nous ajouterons que pour reconnaître la présence d'un cil dévié, il faut obéir rigoureusement à cette méthode d'examen qui exige : qu'avant de toucher à un œil, d'en écarter les paupières, il faut avec soin, et avant tout, examiner les bords libres.

ENTROPION. — Cette affection n'est autre que le trichiasis porté à sa plus grande puissance et il n'est pas fort difficile de la reconnaître. Nous n'avons pas à en étudier ni le traitement ni les différentes étiologies, nous dirons seulement qu'avec le temps, l'ulcération cornéenne devient considérable, car un jour les ulcérations partielles se réunissent, pour n'en faire plus qu'une, étendue, profonde et menaçant sérieusement l'organe, à telles enseignes que si le malade ne demande pas secours dans des délais raisonnables, il peut y avoir sinon la perforation avec ses conséquences, tout au moins des leucomes indélébiles qui, à cause de la place qu'ils occupent, modifient singulièrement la vision pour l'avenir.

Lithiase. — Consiste en une tumeur conjonctivale palpébrale. A la suite de la fistule d'une des glandes de Meibomius, fistule se faisant aux dépens de la conjonctive, le liquide sécrété par la glande se déverse au dehors par un chemin anormal. Les liquides graisseux, ne conservant plus que les produits fixes, laissent dans l'ouverture fistuleuse des matières calcaires dont l'ensemble et la masse constituent de véritables pierres, d'où l'origine du mot *lithiase*.

Cette petite pierre, ce corps étranger, en somme, faisant saillie à la surface de la conjonctive, agit sur la cornée comme naguère agissait le cil dévié ; les conséquences sont les mêmes : à une exfoliation épithéliale succède une ulcération plus profonde, verticale, isolée, à ciel ouvert, et renfermant dans sa profondeur un vaisseau, une veinule, dont l'aspect est en tous points identique à celui observé dans le cas de trichiasis et d'entropion. Ce serait même l'*élément* des ulcérations graves de la moitié inférieure de la cornée.

Pour ne pas multiplier nos divisions et être d'accord avec ce que nous venons d'énoncer, nous allons dire quelquelques mots sur les affections de la cornée qui tiennent à la paralysie complète ou incomplète de l'orbiculaire. Chaque fois qu'à la suite d'une brûlure, d'une carie de l'os malaire, du renversement de la paupière inférieure, par suite d'une tumeur maligne ou charbonneuse, d'une paralysie du facial, le globe oculaire n'est pas hermetiquement clos pendant le sommeil et pendant le jour, le clignement ne se faisant pas normalement, la cornée et la conjonctive, dans leur moitié inférieure, ne sont plus régulièrement lubréfiées par les larmes, elles sont exposées continuellement à l'action de l'air, reçoivent directement ou non le choc des corps étrangers à l'état de suspension ; nous voulons dire que l'œil est atteint de xérophthalmie partielle, accidentelle. Alors les cellules épithéliales se dessèchent, la cornée s'ulcère, et rapidement elle tombe en voie de destruction. Ne voyons-nous pas des hernies de l'iris, puis des staphylômes entraînant la perte définitive de l'œil, pouvant agir comme point de départ d'une action réflexe, se déclarer, se développer ?

Pannus. — Voici un nouveau mot dont l'étymologie est trompeuse ; il faut bien que l'état de rougeur d'un œil soit important, puisqu'on a été lui chercher, on lui a accordé les honneurs d'une expression particulière. Ceux qui nous ont précédés ont bien reconnu la valeur de la rougeur d'un œil, et à propos de la cornée, avec l'expression de *pannus* ils nous ont tracé tout notre chemin.

A notre sens, la rougeur de la cornée ou *pannus* en ophthalmologie a toujours besoin d'un qualificatif.

La cornée peut présenter des vaisseaux à sa surface ou dans son épaisseur, suivant deux causes principales, mécaniques ou essentielles. Le trichiasis simple, l'entropion, la lithiase, produisent des pannus, et ces pannus sont : pannus trichiasiques, pannus lithiasiques; et les granulations, ces cils, ces lithiases de nouvelle espèce, en dehors de leur nature virulente, contagieuse, agissent encore mécaniquement sur la cornée ; aussi bien dirons-nous : *pannus granuleux*.

Les malades se présentent à nous avec *l'air endormi*, les paupières gênées dans leurs mouvements, dans leur motilité par l'épaississement des tissus, l'induration de la muqueuse, ne peuvent se relever aisément. Lorsqu'on examine la cornée, sa moitié inférieure géométrique est saine, transparente, translucide, la paupière inférieure, quelque chargée qu'elle soit en granulations, ne venant pas la battre pendant le clignement physiologique. Il n'en est pas de même pour la paupière supérieure, dont les battements exercent sur la cornée des ravages considérables, alors qu'elle est tapissée de granulations conjonctivales ; la moitié supérieure de la cornée est entièrement occupée par des ulcérations verticales, nombrenses, à ciel ouvert, et comprenant dans leur partie la plus profonde chacune au moins un vaisseau. Ainsi donc la granulation, cette peste en ophthalmologie, détruit un œil par son action virulente, lorsqu'elle est en activité, et elle le détruit encore mécaniquement lorsqu'elle sommeille.

En résumé, le pannus granuleux occupe la moitié supérieure de la cornée, n'en dépasse jamais le diamètre transversal, il est caractérisé par une rougeur, par des vaisseaux séparés les uns des autres, verticalement disposés et couchés au fond d'ulcérations à ciel ouvert et mécaniquement entretenues.

Le pannus granuleux ne doit pas être confondu avec :

1° Le ptérygion, qui occupe toujours l'angle interne, dont la vascularisation est triangulaire, à sommet dirigé vers la cornée ;

2° Le pinguecula ;

3° Les pannus trichiasiques, lithiasiques, etc., dont le siége est toujours dans la moitié inférieure de la cornée :

4° Ni avec le *pannus interstitiel*, qui va nous occuper.

Nous venons de dire que les maladies de la cornée étaient dues ou à des causes mécaniques ou à des causes essentielles, et nous allons voir que le pannus interstitiel, anatomiquement et par les causes qui le produisent, diffère essentiellement du pannus granuleux.

La lésion siége en arrière de la membrane élastique, le pannus granuleux siége en avant ; la cornée n'est nullement et jamais ulcérée, la cause est loin d'être mécanique par conséquent, et l'origine en est toute constitutionnelle. A la suite de scrofule, tout au moins de lymphatisme, de maladies syphilitiques, etc., la cornée devient malade, et nous rappellerons ce que nous avons déjà dit précédemment : les maladies du cercle ciliaire ont du retentissement sur les parties profondes de la cornée, elles sont à marche lente, insidieuses, difficiles à atteindre ; tout d'abord elles donnent lieu à des épanchements de lymphe, qui donnent à la cornée une teinte opaline, trouble, mais plus tard laissent se développer un grand nombre de vaisseaux qui envahissent la cornée. Quelquefois la lésion ne dépasse pas la limite circonférentielle, mais aussi souvent elle envahit indifféremment tel ou tel point de la membrane.

En résumé, le pannus interstitiel se rencontre chez des malades à constitution tout au moins débile ; il est le résultat des maladies de l'organisme profond du cercle ciliaire, il n'a pas de siége précis, il occupe aussi bien tel ou tel point de la cornée, et il ne peut être confondu avec le pannus granuleux, parce qu'il siége dans les parties profondes de la cornée, dont l'épithélium, à quelques rares exceptions près, est toujours intact ; les vaisseaux ne sont pas uniformément parallèles, et se montrent aussi bien en haut qu'en dehors, en bas qu'en dedans.

Abces-phlyctenes.—La cornée ne devient jamais rouge dans la période aiguë ou de début, mais comme il y a toujours photophobie excessive, douleur, la conjonctive devient légèrement rouge dans toute sa surface, la cornée ne présente, elle, comme lésion, que le foyer de suppuration proprement dit.

A une seconde période, la cornée suppure, et commence à se développer dans son épaisseur, un certain nombre de vaisseaux destinés à la réparation. La forme, l'ensemble de cette nouvelle circulation se rapproche toujours de la forme triangulaire, comme nous l'avons vu à propos des phlyctènes.

A une certaine période de complication, la cornée s'ouvre, il y a hernie de l'iris.

ROUGEUR DE L'IRIS.

Iritis et irido-choroïdite. — Dans l'iritis rhumatismale, en particulier, il n'est pas rare d'observer sur la grande circonférence du diaphragme de petites taches rouge de rouille, qui trahissent la présence d'une hémorrhagie intra-parenchymateuse. Ce fait constitue une situation grave.

Dans l'iritis syphilitique, la couleur iridienne est d'un gris sale, dont nous avons déjà parlé, et nous n'avons pas à y revenir; mais dans la forme maligne, nous avons observé certaines tumeurs, qui portent le nom de condylômes; ces tumeurs se déclarent à la circonférence de l'iris et se présentent tout d'abord sous la forme d'un champignon d'aspect grisâtre ; bientôt la tumeur, en se développant, prend une teinte roussâtre, pour bientôt finir par prendre la couleur du pus. A la suite du travail de cicatrisation, il reste toujours une adhérence dans le point correspondant de la pupille.

A la suite des maladies graves de la choroïde ou de l'iris lui-même, ou encore du cercle ciliaire, la décoloration des membranes internes, et en particulier la décoloration de l'iris, prennent un caractère tout particulier. Cette dernière membrane devient d'une couleur vert-jaune, comparable à celle des feuilles jeunes encore, et, dans aucun cas, cette coloration ne doit passer inaperçue, elle joue un rôle des plus importants en pratique ophthalmologique, elle doit toujours faire réfléchir le chirurgien, et maintenir le pronostic dans une grande réserve; car l'iris ne prend cette couleur verdâtre qu'à la suite de maladie pouvant déterminer un ébranlement considérable dans ses moyens de vitalité.

Pour ce qui est des maladies profondes de l'œil, choroïdite, décollement, syphilis, un jour arrive où la circulation intime iridienne est essentiellement altérée, et sans inflammation, sans rougeur, sans douleur, l'iris devient *vert*.

A la suite d'affections graves de l'iris, mais n'intéressant que son tisssu, malgré l'état d'inflammation de la cornée, dans le cas d'abcès, de traumatisme, la couleur de l'organe varie peu. Il faut, pour que l'iris se décolore, que sa circulation soit intimement modifiée, que le tissu propre en soit essentiellement atteint, et cela ne peut venir, ne peut être le résultat que d'une altération grave du cercle ciliaire.

Pour ne donner qu'un exemple général, la présence d'un corps étranger dans le fond de l'œil peut rendre l'iris *vert*. A la suite de blessure importante du cercle ciliaire, la circulation est modifiée dans ses parties intimes, et, comme le dit notre auteur habituel, l'atrophie de l'organe suit le plus souvent. Le Dr Dublanchet, en 1866, donne à cet égard une statistique complètement concluante. Pour notre part, nous relaterons un fait particulier des plus intéressants à ce seul point de vue, c'est que la présence d'un corps étranger dans la substance du cercle ciliaire au niveau de l'iris n'a pas amené d'accidents immédiats graves, mais a laissé s'établir, a été la cause d'une modification réelle de l'organe iridien avec la décoloration verte.

Nous choisissons cet exemple parce qu'il est le plus récent pour nous, mais nous ne serions pas en peine d'en citer un grand nombre :

Le nommé Delarue, 35 ans, monteur au chemin de fer d'Orléans, se présente au dispensaire de M. Desmarres, le 15 février 1876, et est inscrit sous le n° 67886. Il vient parce que depuis quelque temps sa vue baisse, parce qu'il y voit trouble. On remarque, à l'examen superficiel, que la pupille gauche est très-dilatée, ce qui reste d'iris a une einte vert jaune, et la coloration générale du fond de l'œil offre un aspect verdâtre. En regardant de plus près, on aperçoit à la partie supérieure de la grande circonférence de l'iris et exactement au niveau du cercle ciliaire, un point noir, qui n'est autre chose qu'un corps étranger. A l'ophthalmoscope, le fond de l'œil est tout à fait normal. En présence de ces symptômes, M. Desmarres n'hésite pas à porter le diagnostic . atrophie de l'iris, suite de blessure.

Quand ultérieurement nous interrogeons le malade, celui-ci nous apprend qu'il est déjà venu consulter l'an dernier au mois de mars, et, en recherchant sur les registres, on trouve le diagnostic : ulcération superficielle de la cornée gauche, plaie de l'iris, opacité du cristallin dans ses couches postérieures.

Le cercle ciliaire est le point de communion entre la circulation interne de l'iris et celle de la choroïde; en conséquence à la longue la maladie peut s'étendre et compromettre le fond de l'œil, il y a donc une indication formelle à remplir aujourd'hui, il faut extraire le corps étranger.

Hyphéma. — Tel est le nom donné à tout épanchement de sang dans la chambre antérieure. En général cet accident est sans gravité et même sans valeur, l'importance d'une blessure est en raison directe de l'importance de l'organe blessé, au point de vue de la nutrition. L'hyphéma se résorbe toujours facilement, il est caractérisé par une masse plus ou moins considérable de couleur *chocolat* siégeant dans la partie inférieure de la chambre, parce que l'homme se tient debout, ce qui revient à dire que le liquide sanguin obéit toujours aux lois de la pesanteur.

Hypopion. — La présence du pus dans la chambre antérieure a donné lieu a cette expression; la cause varie suivant que la cornée ou l'iris sont malades (hypopion faux, hypopion vrai). Ce que nous pouvons dire, c'est que chaque fois que le pus apparaît dans la chambre, il y a détente, la rougeur superficielle ou profonde de l'anneau périkératique est moindre, l'état général est plus satisfaisant et la résolution ne tarde pas à paraître.

Relativement à la question générale, qui fait le sujet de notre travail, il ne nous reste plus à parler que d'un cas particulier où la coloration joue un rôle important.

Encéphaloïde. — Cette maladie a son siége dans la rétine, on la rencontre chez les tout jeunes enfants, on la trouve à la suite de dégénérescence des tissus par blessure, présence de corps étranger ou état général. Nous avons eu l'occasion de l'observer plusieurs fois et toujours la pupille est immobilisée, sinon dilatée, la chambre antérieure est petite et le fond de l'œil, à une assez longue distance, 1 mètre ou 2, ressemble à l'œil de chat, il a une couleur émeraude clair tout à fait caractéristique.

Les tumeurs intra-oculaires peuvent siéger aussi dans le cercle ciliaire, dans le voisinage du cristallin; alors par l'éclairage latéral on les découvre; mais, comme cette observation ne se fait que de près, la tumeur est vert clair mélangé de rouge sombre, parce que les vaisseaux apparaissent. Tel est le cas d'un malade que nous avons été à même d'observer ces jours-ci.

Pénétré de l'importance du sujet que nous venons de traiter, nous nous sommes efforcé d'exposer nos convictions avec le plus de clarté qu'il nous a été possible. Puissions-nous avoir été à la hauteur de la tâche que nous nous sommes imposée! Puissent nos juges nous savoir gré des efforts que nous avons pu faire pour mettre en lumière un point de diagnostic peut être trop souvent négligé.

A. Parent, imprimeur de la Faculté de Médecine, rue M.-le-Prince

www.ingramcontent.com/pod-product-compliance
Ingram Content Group UK Ltd.
Pitfield, Milton Keynes, MK11 3LW, UK
UKHW021019180726
13838UKWH00004B/1579